DE

L'EXERCICE VÉLOCIPÉDIQUE

SES EFFETS PHYSIOLOGIQUES ET PATHOLOGIQUES

Ses Indications, ses Contre-Indications

Lavallière

PAR

Le Dr Edouard PIZE

LYON
A REY, IMPRIMEUR-EDITEUR DE L'UNIVERSITE
4, RUE GENTIL, 4
—
1899

IMPRIMÉS
Tc16
82

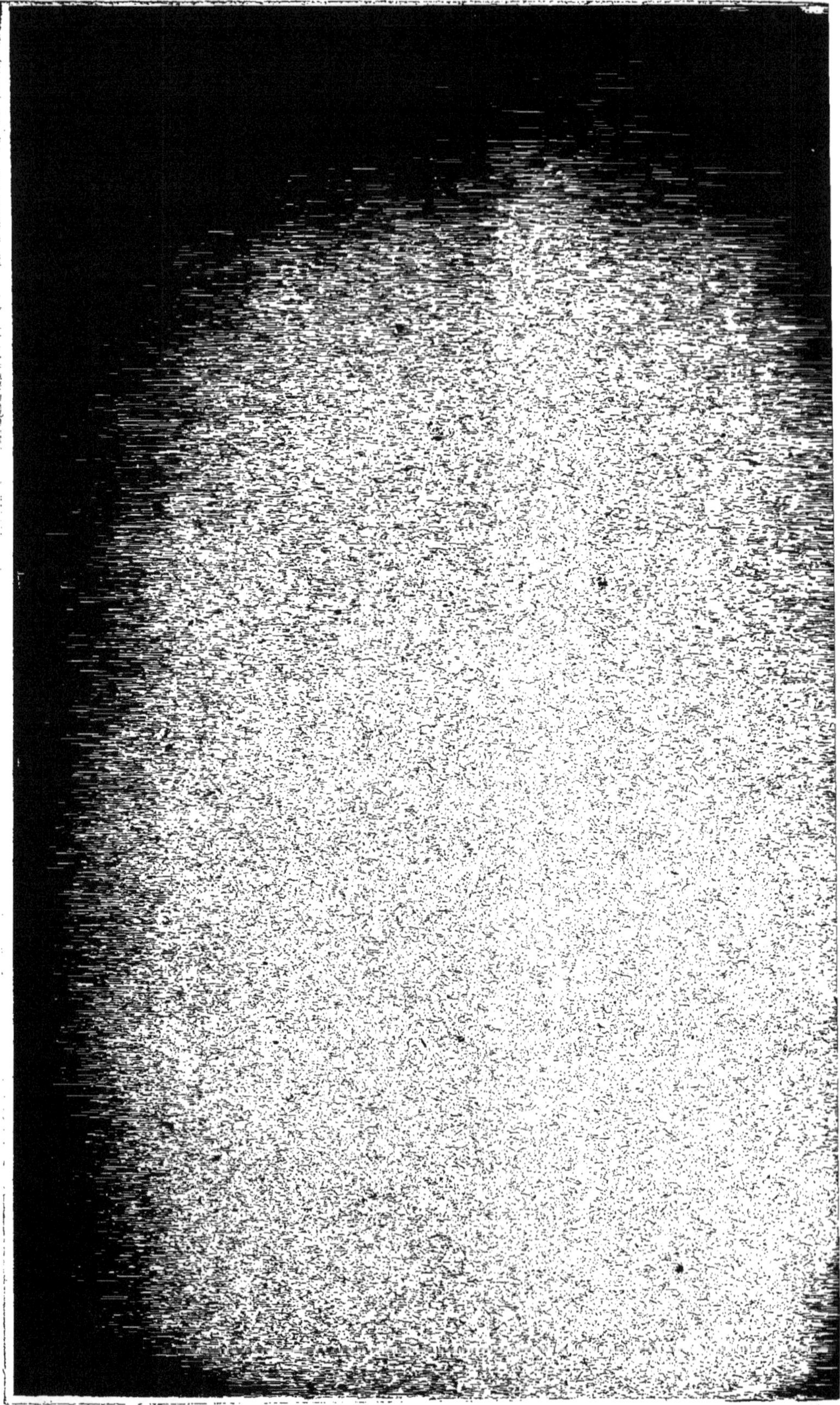

DE

L'EXERCICE VÉLOCIPÉDIQUE

SES EFFETS PHYSIOLOGIQUES ET PATHOLOGIQUES

Ses Indications, ses Contre-Indications

DE

L'EXERCICE VÉLOCIPÉDIQUE

SES EFFETS PHYSIOLOGIQUES ET PATHOLOGIQUES

Ses Indications, ses Contre-Indications

IMPRIMÉS

PAR

Le Dr Edouard PIZE

LYON

A. REY, IMPRIMEUR-EDITEUR DE L'UNIVERSITE

4 RUE GENTIL, 4

1899

Avant d'entreprendre l'étude de ce modeste travail, qu'il nous soit permis de transmettre, à tous ceux qui nous ont enseigné, l'hommage de notre profonde reconnaissance. Nous nous souviendrons longtemps des excellentes leçons de ces Maîtres qui ont fait de la Faculté de Médecine de Lyon la rivale des plus savantes.

M. le professeur Bondet a bien voulu accepter la présidence de notre thèse ; c'est un honneur dont nous sommes fier, et nous l'en remercions sincèrement. Nous garderons un impérissable souvenir de ses leçons cliniques, si claires, si pratiques, si intéressantes, ainsi que de ses judicieuses observations au lit du malade.

Nous remercions également M. le professeur agrégé Courmont de la bienveillance avec laquelle il nous a accueilli et des conseils qu'il nous a donnés.

A notre père, le Dr Louis Pize, lauréat de l'Académie de médecine, à cet infatigable travailleur, à ce praticien modeste dont seul peut-être nous connaissons la réelle valeur, nous transmettons l'hommage de notre vive gratitude. C'est lui qui guida nos premiers pas dans l'art médical, c'est lui qui nous réconforta dans les moments de découragement, aidé en cela par notre excellente mère. Qu'ils reçoivent tous deux, en ce jour, l'expression de notre piété filiale.

Nous remercions tous nos parents, tous nos amis, de l'intérêt qu'ils nous ont toujours témoigné. Enfin, tous nos camarades d'études peuvent croire que nous garderons d'eux le meilleur souvenir.

E. P.

INTRODUCTION

Depuis l'apparition de la bicyclette, bien des choses ont été dites sur son compte : ce n'est pas d'un seul coup qu'elle a conquis le monde entier. Elle eut, au début, des détracteurs acharnés, et l'Académie de médecine retentit, en 1894, de discussions nombreuses et passionnées. Bientôt des médecins, dont les noms font autorité, Marey, Gariel, Hallopeau, Lucas-Championnière, etc., se constituèrent les défenseurs de la bicyclette.

Des travaux médicaux intéressants ont été publiés sur la matière, des discussions nombreuses se sont produites au sein des sociétés savantes, à l'étranger aussi bien qu'en France, mais cela à certains points de vue seulement. Jusqu'ici, il n'a pas été fait de travail complet sur l'exercice vélocipédique ; c'est cette lacune que nous allons essayer de combler.

La question nous a paru intéressante et avoir une réelle utilité ; à l'heure actuelle, en effet, tout le monde va peu ou prou à bicyclette. Vieillards, femmes, enfants, tous pédalent avec acharnement. Ont-ils raison ? Nous discuterons cela plus loin.

Certes, la vélocipédie est un sport excellent, mais tout

le monde ne peut pas s'y adonner impunément. Quelques sujets, porteurs d'une légère tare constitutionnelle, d'une maladie chronique, voire même d'une affection dont ils ignoraient l'existence, ont vu, après quelques mois d'exercice, cette tare s'aggraver, leur maladie empirer et l'affection jusque-là insidieuse évoluer d'une façon quelquefois effrayante : des cas de mort subite ont même été signalés. Un médecin *vélophobe* (l'expression sera bientôt consacrée) s'empare de ces cas et publie dans un journal les méfaits de la bicyclette, cause de tous les maux.

Il est certain que si le sujet, avant d'acheter une machine, avait consulté son docteur, celui-ci lui aurait prudemment conseillé de s'abstenir, et bien des dangers auraient été évités. Beaucoup riront peut-être de cette idée, qu'avant de pédaler et même d'apprendre à pédaler, il faudrait aller se faire ausculter soigneusement et passer une visite en règle. Et cependant, cela nous semble absolument nécessaire, nous le prouverons tout à l'heure.

Notre travail a été divisé en quatre parties. Dans le *Chapitre 1er*, une revue rapide des effets physiologiques de l'exercice vélocipédique montrera tout le bien que l'homme sain est en droit de retirer d'une pratique sage, bien comprise, de ce sport si hygiénique.

Une revue non moins sommaire des accidents causés par la bicyclette montrera, à ceux qui en abusent, les dangers auxquels ils sont exposés : ce sera l'objet du *Chapitre II*.

Nous signalerons, dans le *Chapitre III*, les cas où la bicyclette devra être interdite.

Dans le *Chapitre IV*, nous verrons les cas pathologiques qui peuvent être améliorés par l'exercice vélocipédique.

Enfin, voulant être utile à tous, nous indiquerons, chaque fois que nous en trouverons l'occasion, les principes d'hygiène que doit suivre le cycliste. Car, nous le répétons, la vélocipédie est un très bon exercice, mais il faut se soumettre à certaines règles. Il ne suffit pas de guérir, il faut savoir prévenir le mal ; et nous serons heureux si ce modeste travail peut faire réfléchir les imprudents qui se lancent à corps perdu dans le cyclisme. Nous nous efforcerons de démontrer qu'ici, la prudence, la modération sont absolument nécessaires : ce qu'il faut éviter, c'est le surmenage qui peut avoir des effets désastreux.

DE

L'EXERCICE VÉLOCIPÉDIQUE

SES EFFETS PHYSIOLOGIQUES ET PATHOLOGIQUES

Ses Indications, ses Contre-Indications

CHAPITRE PREMIER

EFFETS PHYSIOLOGIQUES DE L'EXERCICE VÉLOCIPÉDIQUE

Nous étudierons d'abord la physiologie des mouvements à bicyclette qui nous fera comprendre le rôle des muscles et l'action sur le muscle lui-même. Nous passerons ensuite en revue l'action de la vélocipédie sur la respiration, sur la circulation, sur la digestion, sur les sécrétions, sur la nutrition et sur le système nervenx.

La physiologie des mouvements à bicyclette a été faite par Mendelsohn, par Blajciewitch (thèse de Saint-Pétersbourg). Levi-Sirugue en a donné un bon résumé[1]. N'oublions pas les travaux de Marey, et l'excellent ouvrage du Dr Tissié[2] ainsi que les nombreux articles du *Monde médical* parus depuis 1894[3].

[1] Levi-Sirugue, *Gazette des Hôpitaux*, 23 avril 1898.

[2] Dr P. Tissié, *Guide du vélocipédiste* (Doin-Paris).

[3] Nous remercions M. Astier, pharmacien et député, de l'ama-

Comme l'a très bien dit Lucas-Championnière, la bicyclette est le plus parfait des appareils d'équilibre. Or, les exercices d'équilibre sont ceux qui favorisent le plus le développement régulier de nos muscles : c'est ce que proclame le Dr Lagrange dans son livre si intéressant[1]. La bicyclette exige non seulement le maintien de l'équilibre, mais encore un certain travail pour progresser : c'est donc le seul instrument capable de faire fonctionner tous les muscles de l'économie. Ce qui le prouve, c'est la courbature qui atteint, chez les débutants, les muscles les plus divers : muscles du cou, du dos, des épaules, des bras et surtout du membre inférieur.

Sous l'influence du travail, les masses musculaires subissent des modifications physiques et chimiques particulières qui ont leur répercussion sur toutes les fonctions de l'organisme : on peut dire qu'il y a suractivité fonctionnelle de toute l'économie. Nous le prouverons plus loin.

En premier lieu, le muscle perd la graisse qui se trouve dans l'interstice de ses fibres; puis ces fibres se développent, il s'en forme de nouvelles, le muscle devient résistant et dur, en même temps qu'il s'hypertrophie. Cet accroissement intéresse tous les muscles du cycliste, et non pas un seul groupe. Et nous savons qu'un exercice est surtout profitable s'il fait travailler tous les muscles de l'économie, sinon les muscles les plus développés prédomi-

bilité dont il a toujours fait preuve à notre égard, et de l'envoi, qui nous a été fort utile, de la collection de son journal concernant le cyclisme.

[1] Dr Lagrange, *Physiologie des exercices du corps* (Paris, Alcan, 1889).

nent sur les autres, et il y a une disproportion qui choque l'harmonie des formes extérieures : ainsi, les biceps des boulangers, ou les adducteurs des cavaliers qui donnent à ces derniers cette marche spéciale et peu gracieuse.

Les muscles qui se développent surtout par l'exercice vélocipédique sont : au bassin, le psoas iliaque et les muscles fessiers — à la cuisse, le triceps fémoral, les demi-tendineux et demi-membraneux — à la jambe, le triceps sural, et l'on sait combien sont puissants les jumeaux des cyclistes. On voit donc que ce sont surtout les muscles de la face antérieure de la cuisse et ceux de la face postérieure de la jambe qui s'hypertrophient. Cela s'explique aisément, car l'extension est beaucoup plus fatigante que la flexion. Au pied, les muscles qui se développent le plus sont : le long fléchisseur des orteils, le long fléchisseur propre du gros orteil et les pédieux. Au thorax, ce sont les pectoraux et les muscles respiratoires. Au bras, le rôle des muscles est de maintenir l'équilibre : ce sont surtout les muscles de la flexion qui travaillent le plus, deltoïde, biceps, brachial antérieur, de même pour l'avant-bras. A la main, ce sont les muscles de la région thénar. Au dos, les muscles lombaires jouent un rôle important, surtout lorsque le cycliste gravit une colline : il fait alors des efforts plus ou moins vigoureux, les côtes sont écartées et élevées, mais une énergique contraction des muscles abdominaux tend à les abaisser. Il y a donc immobilisation des parois thoraciques, et cette immobilisation des côtes a pour but de prêter un solide point d'appui aux muscles qui s'y insèrent et à ceux qui font mouvoir la colonne vertébrale, le bassin et les bras.

Mais, pourrait-on nous objecter après cette rapide énumération, l'exercice vélocipédique ne fait travailler dans un membre qu'un groupe musculaire; ainsi, les muscles de la face antérieure de la cuisse. A cela nous répondrons que l'exécution d'un mouvement met en jeu des rouages divers et très compliqués de la machine humaine, et tout mouvement peut retentir très loin du point où il semble localisé. De plus, dans un membre, les muscles agissent presque tous à la fois : si l'un agit en un sens donné, son antagoniste se contracte toujours pour régulariser l'effort, pour coordonner le mouvement.

Ces considérations nous montrent que les mouvements les plus divers se produisent dans l'exercice vélocipédique. Presque tous les muscles, pour ne pas dire tous, sont en action, et c'est justement à cause de cette propriété, que ce sport est précieux et constitue le meilleur, le plus complet des exercices. Le dynamomètre, d'ailleurs, nous prouve qu'il y a augmentation de la force musculaire.

Certains auteurs, Mendelsohn entre autres, avaient comparé l'exercice du cycle à une ascension assise ou une marche assise. Ceci n'est exact que pour la première impulsion; d'ailleurs, on n'a pas tenu compte de la force centrifuge qui diminue le travail au point qu'il ne reste plus que la résistance due au frottement, tandis que celui qui monte des étages doit porter constamment le même poids d'une marche à l'autre. Les mouvements du membre inférieur ne sont pas les mêmes, car la selle ne permet pas l'extension complète du membre. En outre, comme l'a dit Lucas-Championnière, la progression en bicyclette se fait sans qu'on n'ait besoin de déplacer le centre de gravité du corps, elle a lieu suivant une ligne horizontale, sans oscillation verticale, d'où la possibilité de fléchir une jambe quand l'autre est étendue.

Cette comparaison à une ascension assise a été encore combattue par le Dr Altschul, de Francfort[1], à peu près dans les mêmes termes. Suivant ce médecin, les résistances à vaincre ne résulteraient que du frottement de la roue contre le sol et du jeu de la manivelle : leur somme est de beaucoup inférieure au poids du corps, et c'est ce qui explique la facilité et la rapidité avec lesquelles s'effectue le mouvement de translation chez les cyclistes.

Nous voyons donc que le cyclisme est un sport spécial, plus complet que les autres, puisqu'il fait travailler tous nos muscles, très agréable, car il se pratique en plein air, et peu fatigant, si on n'en abuse pas.

Mais il n'y pas que les muscles qui travaillent dans cet exercice ; les articulations, surtout celles du membre inférieur entrent en jeu. Celles qui fatiguent le plus sont celles du genou, du cou-de-pied, du poignet, du coude et de l'épaule. L'articulation coxo-fémorale travaille peu, il ne s'y produit que des mouvements peu étendus de flexion et d'extension. Les articulations du genou en premier lieu, celles du cou-de-pied ensuite ont pour rôle de vaincre les résistances, d'actionner la machine ; celles du membre supérieur, de maintenir l'équilibre. En somme, on peut dire que le vélocipède facilite le jeu des articulations et en fortifie les ligaments ; nous verrons plus loin qu'en certains cas il peut remplacer avantageusement le massage.

Nous nous sommes étendus à dessein sur le travail musculaire à bicyclette, car il nous fera comprendre facile-

[1] Dr Altschul, de Francfort, *Gazette hebdomadaire médicale de Munich*, 1898, n° 49.

ment les modifications qu'il imprime aux fonctions vitales et à la nutrition.

Etudions d'abord l'action sur la circulation : celle-ci est activée, le cœur bat plus vite et avec plus d'énergie, ses contractions s'exagèrent, et cela à cause du travail fourni par les membres inférieurs. Nous savons, en effet, que les muscles, en se contractant, vident le vaisseaux veineux, puis il y a appel du sang par le muscle qui ne peut s'en passer. De là, une activité circulatoire qui gagne tout l'organisme et de plus une source de calorification puissante.

Les vaisseaux se dilatant pendant le travail, il en résulte une diminution de la résistance de la circulation et un abaissement de la pression. MM. Roussy et Comte ont mesuré, dans le laboratoire de M. Marey, le pouls et la respiration d'un cycliste à des allures différentes et avec des résistances différentes. Ils ont constaté que la vitesse du pouls était en proportion directe du travail accompli, mais que la pression artérielle ne suivait pas cette proportion et qu'elle se maintenait basse.

De tout ceci, il ne nous faut retenir qu'une chose, c'est que le travail du cœur augmente, le nombre de ses battements peut être plus que doublé. Villaret a compté jusqu'à 260 pulsations après une course de 60 kilomètres.

Après de longues courses, ou après une course rapide, on voit la pointe du cœur soulever la région précordiale ; elle se trouve déplacée en dehors et en bas, la matité cardiaque augmente par suite de la dilatation aiguë du cœur. Mendelsohn a relevé des tracés cardiaques et montré qu'après des excès de bicyclette, comme après des excès de coït, il y a accélération des battements du cœur, une accentuation du dicrotisme du pouls et une chute de la pression sanguine.

L'exercice vélocipédique produit une exagération de la respiration, et cela à cause de la production considérable d'acide carbonique qui surcharge la masse sanguine. Il faut que cet acide carbonique soit rejeté et, de plus, il faut au sang une grande quantité d'oxygène. Les poumons sont donc obligés d'activer leur fonctionnement. Le nombre des respirations se trouve augmenté et, à la longue, le diamètre de la cage thoracique se trouve agrandi. Le Dr Lagrange a démontré que les exercices favorables au développement de la poitrine sont bien plutôt les exercices des jambes que les exercices des bras, parce que les premiers augmentent davantage le besoin de respirer et donnent plus soif d'air. Les exercices des jambes sollicitent l'entrée d'un volume d'air plus considérable dans les poumons : ces organes s'amplifient, déplissent leurs alvéoles et dilatent ensuite la cage osseuse et musculaire qui les renferme ; le contenant se trouve élargi par le contenu.

L'usage de la bicyclette ne peut influencer que favorablement la digestion ; l'appétit se trouve augmenté, et cela à cause de la désassimilation active qui suit le travail musculaire. Les digestions sont moins lentes, moins paresseuses, mais il faut avoir soin de ne pas monter à bicyclette de suite après le repas, et surtout de ne pas prendre cette position penchée qui est si ridicule pour le touriste et qui peut être dangereuse, car elle comprime l'estomac. Laissons aussi aux professionnels leur régime monacal : ce n'est pas parce qu'on monte à bicyclette qu'on doit se priver de boire et de manger comme tout le

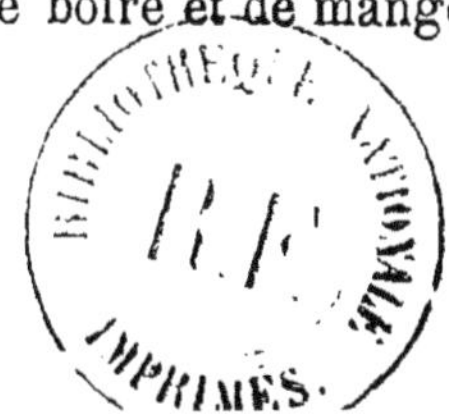
BIBLIOTHÈQUE NATIONALE IMPRIMÉS RF

monde. Puisque votre appétit se trouve augmenté, mangez à votre faim ; si en route la soif vous arrête, buvez par petites gorgées et à faible dose un liquide rafraîchissant. Il faut rendre au corps ce que l'exercice lui fait perdre.

Donc augmentation de l'appétit, digestion plus rapide, voilà les bons effets de la bicyclette : ce n'est pas tout. Les selles deviennent plus faciles. L'exercice vélocipédique, en effet, produit une sorte de massage sur les muscles du périnée, massage qui se transmet au rectum. Les mouvements des jambes communiquent un ébranlement à l'abdomen et les mouvements péristaltiques de l'intestin sont ainsi favorisés, excités. On sait que, chez les animaux qui courent, les aliments passent plus rapidement de l'estomac dans l'intestin que chez les animaux au repos. On comprend que, chez les vélocipédistes, la digestion soit rendue plus rapide : d'ailleurs, il doit y avoir production plus active du suc gastrique et du suc intestinal.

Nous savons, en effet, que le travail musculaire augmente les sécrétions : ainsi, il y a suractivité fonctionnelle des glandes de la peau. Et cette sudation qui peut devenir abondante a un rôle utile : elle régularise les phénomènes de calorification ; elle élimine les déchets toxiques fabriqués par le travail musculaire. Aussi le cycliste doit-il avoir un grand soin de sa peau; par des bains, des douches, des frictions, des massages, il la débarrassera des débris qui encombrent sa surface. Il rendra ainsi perméables les orifices des glandes sudoripares ou sébacées, en même temps qu'il agira sur la contractilité musculaire, sur la circulation du muscle et de la peau.

Outre l'exagération de la sécrétion sudorale, il faut noter une légère augmentation de la sécrétion urinaire : celle-ci diminue dans les phases d'entraînement, mais elle dépasse un peu la normale lorsqu'on est habitué à l'exercice et surtout si cet exercice est modéré. Nous savons qu'on a longuement discuté sur l'urine du cycliste : on a accusé le vélocipède de prédisposer à la néphrite parce qu'on a trouvé de l'albumine, des cellules épithéliales et des cylindres hyalins dans l'urine de *coureurs* — nous insistons sur ce mot coureur. Mais ne savons-nous pas qu'à la suite de tout travail musculaire on trouve de l'albumine? Prenez l'urine d'un soldat qui vient de faire une marche, et vous y trouverez de l'albumine. C'est donc une albuminurie physiologique qui n'a rien d'effrayant, car après le repos les urines redeviennent normales.

Autre point important : l'urée, les matières azotées, l'acide urique s'accroissent à la suite de l'exercice vélocipédique, ce qui prouve l'accélération de la désassimilation et la combustion de certains matériaux de l'organisme. Les échanges organiques, les mutations cellulaires deviennent plus intenses, la graisse est brûlée, elle disparaît. Le sang se débarrasse par tous les émonctoires, poumons, reins, glandes sudoripares, de tous les principes toxiques accumulés dans l'organisme : ce qui le prouve, c'est que la toxicité urinaire augmente.

D'un autre côté, il y a exagération de l'assimilation et formation de tissus nouveaux ; la graisse disparaît dans les muscles, mais elle fait place à des fibres musculaires. Après le travail, le sang est plus riche en oxygène et on comprend qu'alors toutes les fonctions se réveillent.

L'exercice vélocipédique est donc un régulateur de la nutrition. C'est aussi un sédatif puissant de l'excitabilité nerveuse et des nerfs. Ce sport agréable repose l'esprit, fait oublier les soucis de la vie; on pédale, on voit du nouveau, la gaieté devient votre compagne. Le sommeil renaît, les facultés intellectuelles s'éveillent. On devient moins misanthrope, car on sait qu'on appartient à la grande franc-maçonnerie de la pédale qui rapproche toutes les opinions et toutes les classes. N'est-ce pas déjà un grand point que cette détente du système nerveux qui se trouve de plus tonifié à cause de l'activité de sa nutrition? Et nous verrons plus loin tout le bénéfice qu'on en peut tirer en thérapeutique.

CHAPITRE II

ACCIDENTS DE L'EXERCICE VÉLOCIPÉDIQUE

Nous venons de voir l'effet utile produit par l'usage de la bicyclette; il nous faut maintenant étudier les accidents qui peuvent arriver au cycliste.

Lorsque l'exercice se prolonge, il occasionne des efforts plus ou moins violents et alors des désordres peuvent se produire ; on voit d'abord survenir la fatigue. Nous n'avons pas besoin de décrire cette sensation; mais écoutons-la, elle nous avertit que nous allons au delà de nos forces. Puis la courbature survient; elle peut être apyrétique ou fébrile. Jusqu'ici, rien de dangereux ; mais, un pas de plus, et nous arrivons au surmenage. Et c'est là l'écueil du cyclisme ; on se laisse entraîner, on est grisé par la vitesse, on *s'emballe* et l'on peut alors avoir des accidents sérieux.

Le surmenage est un véritable empoisonnement causé par les toxines qu'élabore le travail musculaire ; ces toxines ne peuvent être éliminées par les divers émonctoires, il en résulte une intoxication générale qui peut aboutir à la mort. On a cité des cas qui présentaient tout le tableau de la fièvre typhoïde (voir obs. IX).

Y a-t-il quelque chose pour nous avertir que le surmenage est proche? Oui, c'est l'essoufflement qui se traduit par l'augmentation des mouvements respiratoires, pouvant aller jusqu'à la dyspnée, et par l'accélération des battements du cœur. Oppression pénible, malaise à la région précordiale, pesanteur à la tête, bourdonnements d'oreille, cyanose des lèvres et de la face, voilà les symptômes de l'essoufflement, pouvant être suivis de syncope si l'on ne s'arrête. A ce moment, le sang est surchargé d'acide carbonique, l'intoxication va se produire. Aussi, dès que l'essoufflement prononcé atteint le cycliste, qu'il s'arrête sans plus tarder, sinon il se produira de la congestion pulmonaire et de la dilatation du cœur droit. Et ceci nous explique les cas de mort subite que l'on a observés (voir obs. X).

Il y a des sujets chez lesquels l'essoufflement arrive très vite, et cela parce qu'ils ne savent pas respirer. Il ne faut pas pédaler la bouche ouverte, sinon l'air s'engouffre de lui-même dans les poumons et, lorsque la vitesse donne une pression extérieure plus forte que l'élasticité pulmonaire, le sujet ne peut plus respirer. Tissié voudrait que le cycliste apprît à inspirer par le nez et expirer par la bouche, afin que les déchets de la respiration puissent s'éliminer facilement. En tout cas, il faut toujours respirer par le nez, la bouche fermée, sinon l'essoufflement arrive.

Les accidents qui menacent le plus le cycliste sont les accidents cardiaques. Ils peuvent se produire dans deux conditions : ou bien chez un individu atteint d'une affection du cœur, ou bien chez un vélocipédiste qui vient de faire une longue course ou une course rapide. Les premiers troubles que l'on observe sont les palpitations, accompagnées de dyspnée, ceci implique un repos absolu. On peut observer encore des intermittences, surtout chez les personnes d'âge mûr, révélées par de l'oppression pénible. Mais ce qu'il faut surtout redouter, c'est la dilatation aiguë du cœur, causée par le reflux du sang qui, à cause de l'augmentation de la pression, ne peut arriver qu'imparfaitement au ventricule gauche. Le pouls est alors petit, mou, souvent filiforme, presque imperceptible ; il y a une dyspnée angoissante, avec cyanose de la face. Cette dilatation du cœur peut persister durant plusieurs heures ; si les courses sont trop souvent répétées, il peut en résulter une dilatation chronique suivie d'hypertrophie du ventricule gauche. Cette hypertrophie, après être restée longtemps latente, peut se révéler un jour par une insuffisance et une rupture de la compensation. Ces faits ont été rapportés à la Société berlinoise (séance du 17 février 1897) par le Dr Albu qui avait examiné 12 vélocipédistes avant et après des courses de bicyclette dont la durée variait de cinq à trente minutes ; il a, de plus, trouvé de l'albumine dans l'urine de ces coureurs.

Chez les artério-scléreux, des accidents graves peuvent survenir ; on a observé chez quelques-uns des crises d'angine de poitrine et des cas de mort ont été publiés.

Enfin, on a noté de l'insuffisance aortique, du rétrécissement mitral à la suite de l'usage de la bicyclette. Herschel, de Londres, dit que depuis la généralisation de la bicyclette, il est entré à son hôpital beaucoup plus de cardiaques qu'auparavant.

Tout cela prouve donc que tout cycliste doit se faire ausculter avant d'apprendre à pédaler, et cela nous prouve le danger des courses trop longues ou trop rapides.

Outre ces accidents, on en a noté bien d'autres. Ceux

portant sur les organes génito-urinaires ont été étudiés par de Pezzer[1], Aldhuy[2], Leroy[3]. Au périnée, d'abord, on a vu de l'érythème, des abcès, des hématomes, etc. Du côté des organes, on a signalé, chez la femme, des érythèmes humides des sillons génito-cruraux, des grandes lèvres, des vulvites irritatives, des urétrites et des cystites du col, des envies fréquentes d'uriner, de la néphroptose, etc. L'existence d'urétrites produites par la pression de la selle n'est pas démontrée, mais des inflammations du canal et certaines complications inflammatoires (abcès urineux) ont pu être produites par l'exercice vélocipédique.

On a accusé la bicyclette de provoquer des excitations génésiques et de l'onanisme : des excitations, cela est assez fréquent, surtout chez les hystériques, car il y a congestion des organes du petit bassin, de plus, la position penchée peut être mise en cause. Mais nous ne croyons pas que ces excitations aillent jusqu'à l'onanisme ; au contraire la fatigue calmera certainement le nervosisme féminin.

Chez l'homme, le poids du corps qui repose sur le périnée peut provoquer la congestion des organes génitaux : prostate, vésicules séminales, bulbe de l'urètre. D'où érections, pollutions, rétention d'urine ; celle-ci a été souvent notée par divers observateurs. Nous-même en avons vu un

[1] Pezzer, *Annales des maladies des organes génito-urinaires*, janvier 1894.

[2] Aldhuy, *Gaz. hebd. méd. et de chirur.*, 6 décembre 1896.

[3] Leroy, *Action de la bicyclette sur les organes génito-urinaires de l'homme et de la femme* (thèses méd. de Montpellier, 1897-1898).

cas typique, l'an dernier, chez un de nos camarades qui venait de faire une course d'une soixantaine de kilomètres. En descendant de bicyclette, vers les 10 heures du soir, il lui fut impossible d'uriner : au milieu de la nuit, réveillé par une envie très pénible, il ne put émettre une seule goutte, malgré tous ses efforts. Le lendemain matin, au réveil, tout accident avait disparu.

Quant aux érections, aux pollutions, les quelques cas observés ne prouvent rien, sinon la mauvaise position du cycliste ou la défectuosité de la selle. Si la selle est mince, étroite, tout le poids du corps porte sur le périnée, les ischions sont en dehors. Il faut donc une selle large, un peu molle, à bec abaissé et non relevé. Il faut, de plus, que la selle ne soit pas trop éloignée du guidon, car alors le corps repose sur le bec; il faut aussi qu'elle soit à hauteur du guidon, et même un peu plus bas. Dans ce cas, et avec un guidon horizontal, vous aurez la position la plus favorable, la plus agréable pour le touriste qui se promène pour son agrément, pour contempler la nature. Laissons aux coureurs cette position penchée nécessaire pour eux, mais dangereuse à cause de la compression de l'abdomen et qui, au début, avait été accusée de préparer une génération de bossus.

La compression des veines hémorrhoïdales aurait produit des varices péri-anales, voire même des hémorrhoïdes vraies. Certains individus, au contraire, prétendent avoir été guéris d'hémorrhoïdes par la bicyclette, et nous le croyons, car la selle produit une sorte de massage sur le bourrelet hémorrhoïdal.

Enfin, on a noté une névralgie à localisation spéciale, causée sans doute par la compression des nerfs du périnée et consistant en une douleur dans les deux testicules, avec sensibilité anormale de la peau du scrotum ou insensibilité de la peau du pénis.

Bien d'autres maux ont été attribués à la bicyclette : on l'a accusée de provoquer des arthrites, notamment l'arthrite médio-tarsienne, des hydarthroses chroniques, des ruptures ligamenteuses, des inflammations épiphysaires chez les jeunes gens dont le système osseux est en voie de développement. On a encore observé des psoïtes, des salpingites, des ovarites, des appendicites, etc. De plus, il y aurait facilité à la suggestion, tendance à l'hypnotisme. Mais il est certain que tous ces accidents sont dus à l'excès, à l'abus de la bicyclette.

Les maladies d'yeux sont assez fréquentes chez les bicyclistes [1]. Les poussières, la lumière, le fouettage de l'air, l'habitude de regarder la tête inclinée en bas peuvent provoquer des blépharites, des conjonctivites, des sclérotites, des kératites, du strabisme, etc. Si l'on veut éviter ces accidents, il faut avant tout la position droite, une casquette à large visière, des lunettes bleues et enfin se baigner fréquemment les yeux.

Faut-il rappeler les cas de mort subite par asystolie, par coup de chaleur ? Tout ceci, en somme, nous prouve qu'ici, comme partout, l'excès est nuisible : les accidents que nous venons de relater ont été surtout observés chez des cyclistes qui avaient fait de longues courses ou des courses trop rapides. Le cycliste ne doit donc jamais se

[1] Dr Mirovitch, Influence de la vélocipédie sur la vision et conseils d'hygiène pour les yeux des vélocipédistes (*Journal d'hygiène* du 11 mars 1897).

départir de la prudence la plus sévère et ne pratiquer ce sport qu'avec modération.

Nous n'avons pas à parler des accidents chirurgicaux qui peuvent arriver aux cyclistes comme à tous ceux qui font du sport. Cependant, attirons l'attention sur un danger tout spécial aux chutes de bicyclette ou plutôt à redouter malgré l'apparente bénignité des blessures. Les plaies des cyclistes sont souvent mâchées, souillées de terre et se compliquent fréquemment de petits clapiers purulents sous-cutanés; ces plaies sont en général traitées par le mépris. Elles ont cependant plus de chances que d'autres de se compliquer de tétanos. La terre des grandes routes est, en effet, très tétanigène; la plaie mâchée et non nettoyée est très favorable au développement du bacille de Nicolaïer. Nous avons encore présente à l'esprit l'observation d'un jeune sportsman lyonnais qui mourut de tétanos dix jours après une chute insignifiante de bicyclette, qui avait occasionné une petite plaie mâchée du genou. Aucun chirurgien ne fut mandé. Un clapier se forma sous la croûte et le tétanos apparut en pleine santé apparente.

Que conseiller aux cyclistes pour se préserver du tétanos? De se montrer à un chirurgien qui mettra la plaie à l'air, la nettoiera et fera, s'il est nécessaire, des injections de sérum antitétanique. Les longues et savantes expériences de MM. J. Courmont et Doyon ont, en effet, prouvé que le sérum antitétanique est un préservatif souverain contre le tétanos [1].

[1] Voir pour tous les renseignements sur le traitement préventif du tétanos : *Le Tétanos*, par J. Courmont et Doyon, Baillière, 1899, et le *Traitement du Tétanos*, par J. Courmont, *Province médicale*, mars 1899.

CHAPITRE III

CONTRE-INDICATIONS DE L'EXERCICE VÉLOCIPÉDIQUE

Nous allons étudier d'abord les contre-indications en général, puis les contre-indications chez l'homme, chez la femme et enfin dans le jeune âge.

Il est évident que tout individu atteint d'une affection quelconque à l'état aigu devra s'abstenir de l'exercice vélocipédique ; il est non moins évident que tout état fébrile sera une contre-indication absolue. L'exercice a des effets à peu près identiques à ceux de la fièvre ; il en résulterait donc une usure très rapide des tissus. Nous pouvons dire encore que dans les cas où il y aura inflammation et douleur, l'abstention sera d'ordinaire recommandée ; mais nous verrons qu'il y a des cas où, malgré l'inflammation, malgré la douleur, l'exercice vélocipédique pourra être conseillé. De même pour les hémorragies ; ici la contre-indication dépend uniquement de la cause de la perte sanguine.

Une des maladies fréquentes où l'on trouve la fièvre, la douleur, l'inflammation, c'est le rhumatisme articulaire aigu : le repos absolu est indiqué tant que durent ces symptômes, et, même après leur disparition, le rhumatisant devra attendre un temps assez long avant de se livrer à l'exercice. De même pour l'attaque de goutte aiguë où le repos complet de l'articulation est indispensable.

Les syphilitiques devront être très prudents, surtout quand ils en sont aux accidents secondaires ou tertiaires. A cette époque, en effet, il faut que le malade se fortifie et qu'il résiste au mal par une hygiène sévère, car la misère physiologique crée un terrain extrêmement propice au développement du virus syphilitique. Si le malade se fatigue, s'il se surmène, il affaiblira un organisme déjà atteint; si, au contraire, il fait un exercice modéré, s'il se nourrit bien, il pourra opposer au mal une résistance efficace. Même après la guérison, il ne fera qu'un usage modéré de la bicyclette, car chez lui les organes excités répondent facilement par une inflammation, et c'est ainsi qu'apparaît la myocardite syphilitique. En outre, ses vaisseaux ont été touchés, il ne faut pas qu'un effort violent vienne rompre un équilibre établi par un long traitement.

D'ailleurs, tout individu atteint d'une lésion artérielle devra s'abstenir de l'exercice vélocipédique. Tout anévrisme sera une contre-indication formelle, surtout l'anévrisme d'un gros vaisseau. Nous savons, en effet, que la première règle du traitement, c'est le repos absolu.

L'athérome et l'artério-sclérose nettement établies seront encore des contre-indications très importantes. En effet, la perte de l'élasticité artérielle a pour résultats l'augmentation du travail du cœur, l'hypertrophie de cet organe et l'hypertension : enfin le dernier terme, c'est la myocardite. Tout exercice doit donc être formellement interdit, car, à cette époque, le cœur ne peut plus lutter contre une augmentation de travail, et si on le force, il cédera. On sait d'ailleurs que l'artério-scléreux, s'il se fatigue, peut être atteint de claudication intermittente, absolument comme les vieux chevaux ; l'exercice exagéré provoque chez lui l'oblitération des troncs artériels et la production de gangrènes. Le rein lui-même est touché, le malade est exposé à des troubles cardio-pulmonaires, à des hémorragies : l'exercice vélocipédique ne pourrait que provoquer ces accidents. Aussi faut-il le défendre, non seulement aux artério-scléreux vrais, mais aussi aux vieillards qui ont tous des artères plus ou moins fragiles et une nutrition cardiaque vicieuse.

Nous abordons maintenant une grosse question : c'est l'usage de la bicyclette chez les cardiaques. Nous ne voulons pas parler des malades atteints de myocardite, ou d'endocardite récente, chez lesquels le repos est nécessaire. Mais peut-on permettre l'exercice vélocipédique, comme le veulent certains auteurs, aux malades atteints de dilatation aiguë ? Cela dépend de la cause de cette dilatation, c'est au médecin à décider de la chose. Nous en dirons autant de la dégénérescence graisseuse du cœur. On a cité quelques cas améliorés par ce sport ; certes, chez un individu obèse, dont le myocarde est intact, l'exercice vélocipédique ne peut avoir que d'heureux effets, mais si le myocarde est dégénéré, affaibli, nous conseillerons l'abstention.

Ce qu'il y a de plus important, c'est de savoir si les sujets atteints de lésions valvulaires bien compensées peuvent user de la bicyclette. Ici, les avis sont partagés : certains auteurs pensent que l'abstention doit être la règle ou du moins que l'exercice vélocipédique doit être pratiqué avec une extrême modération. De ce nombre est M. L.-H. Petit qui cite plusieurs cas de mort survenus à bicyclette ou immédiatement après et attribuables à une maladie de cœur. Mais, ainsi que le dit M. Faisans, qui prouve que ces individus ne seraient pas morts à la même heure s'ils s'étaient livrés à n'importe quel autre exercice? Il prétend que, si les vaisseaux sont intacts, la bicyclette peut être permise. C'est aussi l'opinion d'Huchard ; d'après lui, chez les cardiaques jeunes valvulaires, avec intégrité des artères, l'usage de la bicyclette peut être profitable, à condition qu'il soit bien réglé, que la vitesse ne soit pas trop grande, 10, 12 kilomètres à l'heure, que les montées sur de fortes pentes soient évitées, et que le cycliste soit prémuni contre le refroidissement par des vêtements spéciaux.

En somme, on peut dire que l'exercice vélocipédique devra être interdit aux aortiques, aux cardio-artériels atteints de dyspnée toxique, aux cardio-valvulaires ayant déjà présenté quelques troubles de compensation.

Que penser maintenant des intermittences? Si elles sont perçues par le sujet, c'est que le cœur n'est pas en cause; on pourra permettre l'exercice qui quelquefois les fera diminuer ou disparaître. C'est l'opinion d'Œrtel et de Debove. Mais si les intermittences ne sont pas perçues par le malade, si le médecin les observe par hasard, celui-ci agira selon la cause à laquelle il rattachera ces intermittences. Nous en dirons autant des palpitations.

Ces conditions nous prouvent qu'il faut ausculter soigneusement un cardiaque, qu'il faut réfléchir longuement sur son état avant de prendre une détermination ; quelquefois un exercice modéré pourra lui être utile, mais il faudra lui recommander une prudence excessive, car le surmenage pourrait lui être fatal. On ne permettra que de petites courses, à allure très modérée, et on conseillera au malade de s'arrêter au moindre essoufflement.

Quant aux malades atteints d'angine de poitrine, l'usage de la bicyclette sera formellement défendu, car nous savons que tout effort peut provoquer l'accès, et c'est ce qu'il faut éviter à tout prix.

On le voit, les cardiaques ont peu de bénéfices à retirer de l'exercice vélocipédique. Nous pouvons en dire autant des sujets atteints d'affections des voies respiratoires. D'abord, tout individu ayant une affection pulmonaire, doit, avant toute chose, éviter la poussière.

Tout tuberculeux doit éviter la fatigue. Mais ici, il faut faire une distinction. Un sujet prédisposé à la tuberculose, ou bien atteint d'une tuberculose atonique ou d'une tuberculose fibreuse guérie, peut évidemment aller à bicyclette, mais aller sagement. Au contraire, si la phtisie est au début, on devra prescrire le repos ; c'est le seul moyen, on le sait, d'entraver l'usure organique et quelquefois de faire disparaître la fièvre. S'il y a tendance à l'hémoptysie, la bicyclette sera interdite d'une façon formelle ; on évitera ainsi des accidents redoutables. En somme, le plus souvent, les phtisiques devront s'abstenir de l'exercice vélocipédique ; ils doivent tout faire pour mettre leur organisme en état de lutter contre le bacille et ses toxines. Cet exercice est trop fatigant pour eux, et le surmenage leur serait fatal.

Certains auteurs prétendent que, dans l'emphysème, la bicyclette peut être permise, qu'elle peut même donner d'heureux résultats. C'est peut-être aller un peu loin. Dans tous les cas, il faut tenir compte de l'âge du malade, de son état général ; il faut savoir comment fonctionnent le cœur et les vaisseaux, s'il y a tendance aux bronchites. Pour nous, nous croyons que bien rares seront les cas d'emphysème où le médecin permettra la bicyclette. Le malade, d'ailleurs, sait soigneusement éviter ce qui peut aggraver son état. Il en est de même de l'asthmatique qui, mieux que le médecin, sait ce qu'il ne doit pas faire. En tout cas, on ne permettra qu'un exercice très modéré.

C'est justement pour éviter l'emphysème que nous proscrivons l'usage de la bicyclette chez les individus atteints de bronchite chronique. La toux menace déjà de rompre les fibres élastiques du parenchyme pulmonaire. Il ne faut pas que des efforts respiratoires viennent ajouter leur action, sinon l'ectasie atrophique des alvéoles se réalisera. D'ailleurs, le catarrheux doit éviter toute cause de refroidissement, s'il ne veut voir apparaître les poussées aiguës qui aggravent la maladie.

Certaines lésions nasales sont très gênantes dans la pratique de ce sport, car en général elles forcent le cycliste à respirer par la bouche Et nous avons vu que, dans ces conditions, l'essoufflement arrive très rapidement. Ces lésions nasales sont : la rhinite hypertrophique, la déviation de la cloison, les polypes, les végétations adénoïdes. Un coureur professionnel devra absolument se faire traiter, s'il ne veut voir arriver des accidents sérieux.

Quant au simple touriste, s'il est forcé de respirer par la bouche, qu'il aille très lentement et qu'il s'arrête au moindre essoufflement.

Tout individu atteint d'angine, de laryngite, ne devra

pas aller à bicyclette avant d'être complètement guéri. Tissié l'interdit même aux chanteurs, car il prétend que son usage « peut provoquer des affections des cordes vocales qui paraissent dues aux trépidations et aux refroidissements nuisibles aux chanteurs[1] ». Le célèbre artiste Boudouresque, dit-il, a dû renoncer à ce sport, comme à l'équitation, mais cela, fait-il remarquer, avant l'apparition des caoutchoucs pneumatiques.

Du côté de l'appareil digestif, nous défendrons la bicyclette aux individus menacés d'un ulcère stomacal : ceux qui auront eu une hématémèse ne pourront s'adonner à ce sport qu'après un long repos. Toute course violente sera défendue aux dyspeptiques, et surtout nous leur recommandons de ne jamais aller à bicyclette de suite après le repas, et d'éviter cette position penchée qui comprime l'estomac. Les sujets atteints de diarrhée feront bien d'attendre sa disparition avant d'aller à bicyclette. Quant à la typhlite et à l'appendicite, ce seront généralement des contre-indications.

En ce qui concerne les affections rénales, tant que le moindre œdème subsistera, tant qu'il y aura de l'albumine dans les urines, la bicyclette sera défendue. Nous avons vu plus haut que l'exercice pouvait occasionner de l'albuminurie chez les personnes saines : il est évident qu'il provoquera une augmentation d'albumine chez celles atteintes de néphrite. Ces malades, s'ils se fatiguent, s'exposent à des accidents urémiques redoutables, il faut bien qu'ils soient prévenus de ce danger. On sait que dans le mal de Bright, il y a des lésions cardiaques, il y a de l'ar-

[1] Tissié, *loc. cit.*, p. 88.

tério-sclérose plus ou moins généralisée ; de plus, le malade peut avoir des troubles respiratoires, des troubles digestifs, il est sujet aux hémorragies. Aussi, pour toutes ces raisons, proscrivons-nous ici formellement l'exercice vélocipédique qui ne pourrait que favoriser l'apparition de ces accidents.

Les sujets atteints de blennorragie ne devront pas aller à bicyclette, tant que durera l'écoulement, et même ils attendront au moins deux ou trois mois après leur guérison, s'ils ne veulent pas s'exposer à une récidive. On a vu la blennorragie, presque guérie, réapparaître avec tous les symptômes de l'état aigu, après une course à bicyclette : on a vu aussi une orchite arriver après une certaine fatigue. Quand ces affections auront disparu, le malade pourra se remettre en selle, mais à condition de porter un suspensoir garni de coton. La cystite sera également une contre-indication.

Nous conseillons aux sujets porteurs de chancres mous ou indurés, d'attendre leur disparition complète, avant de reprendre l'exercice vélocipédique, car les frottements ne peuvent qu'irriter les parties atteintes. Les sujets prédisposés à l'herpès génital devront prendre des soins hygiéniques sévères, surtout pendant les chaleurs, et porter des chemises très fines, sinon l'herpès pourra évoluer avec une certaine ténacité et empêcher l'exercice vélocipédique.

Celui-ci sera encore proscrit chez les sujets atteints d'hypertrophie prostatique : nous avons vu, en effet, que le poids du corps portant sur le périnée, il en résulte une congestion de la prostate et des vésicules séminales. Aussi les prostatiques et les vieillards, exposés à la rétention d'urine, devront-ils s'abstenir de cet exercice, de même les individus qui ont des pertes séminales. En pratiquant ce sport, ils ne feraient qu'aggraver leur état.

Du côté des membres, les ulcères seront une contre-indication absolue; de même les grosses varices. Nous ne proscrivons pas l'emploi de la bicyclette chez les sujets porteurs de petites varices, mais à condition qu'ils aient autour de la jambe un appareil contentif élastique. Nous ne croyons pas que la bicyclette puisse provoquer l'apparition de varices, ce dont on l'a accusée. Car, ainsi qu'on l'a dit, les facteurs en ont peut être moins que les autres, et cependant leurs membres inférieurs fournissent un travail considérable.

Les arthrites à l'état aigu, de quelque nature qu'elles soient, exigent un repos absolu : donc pas de bicyclette, même un certain temps après leur disparition. Quant aux entorses, aux luxations, aux fractures, on attendra leur complète guérison.

Telles sont les contre-indications générales de l'exercice vélocipédique : elles s'appliquent aussi bien à l'homme qu'à la femme. Il nous faut maintenant étudier les cas où celle-ci devra s'abstenir de bicyclette.

Il est aujourd'hui prouvé que ce sport n'a aucune influence fâcheuse sur les organes de la femme : depuis que les caoutchoucs pneumatiques ont supprimé toute trépidation, aucun accident n'est à craindre. D'ailleurs toutes les objections qu'on a pu faire à la vélocipédie féminine ont été réduites à néant par M. Lucas-Championnière, le savant défenseur du cyclisme. Et même certains auteurs considèrent l'exercice vélocipédique comme un excellent moyen de guérir, chez la femme, des affections qu'on lui reprochait jadis de causer. Quelques-uns pensent qu'on peut ne pas l'interdire au moment des règles : ceci évidemment dépend des cas et des organismes, c'est au médecin à juger de la chose. Mais une hémorragie provoquée par une tumeur fibreuse ou une métrite sera une contre-indication absolue ; d'ailleurs, l'endométrite, quelle que soit sa nature, devra faire proscrire l'usage de la bicyclette. De même la pelvi-péritonite, les affections utéro-annexielles à répétition. Quant à la périmétrite, bien qu'on ait prétendu qu'elle pouvait être heureusement influencée par le cyclisme, nous pensons qu'une femme atteinte d'une pareille affection devra s'abstenir. Le repos est nécessaire pour la guérison de ces lésions, et il faut absolument éviter la fatigue, la congestion des organes utéro-ovariens. S'il y a eu des cas heureusement influencés par l'exercice vélocipédique, c'est l'exception, il ne faut pas en faire une règle. Enfin, disons qu'il faut interdire cet exercice aux femmes enceintes, car il pourrait prédisposer à l'avortement, et une chute à ce moment serait à redouter.

Nous voudrions que la femme cycliste supprimât le corset et les cordons qui retiennent les jupes et qui sont autant de liens constricteurs autour du thorax et de l'abdomen, influençant d'une façon défavorable la respiration et la circulation. A notre avis, la culotte large est préférable à la jupe : celle-ci, en effet, gêne les mouvements, le moindre vent la soulève, et la résistance se trouve augmentée d'autant. D'ailleurs, en cas de chute, la femme se trouve beaucoup plus gênée, et embarrassée.

Il nous reste maintenant à étudier les contre-indications dans le jeune âge. Et d'abord peut-on permettre l'usage de la bicyclette aux enfants? Nous pensons qu'il faut attendre pour cela que l'enfant ait atteint sa treizième année au moins. La croissance, en effet, crée des prédispositions morbides du côté de l'appareil circulatoire, respiratoire, locomoteur, digestif même; au moindre excès physique, la maladie arrive. C'est surtout au sujet de l'enfant que le médecin doit être consulté pour savoir si l'usage de la bicyclette sera autorisé. Ce dernier s'assurera qu'il n'existe pas de troubles du côté du cœur ou des poumons. Les parents seront prévenus qu'à cet âge la congestion des organes respiratoires se fait facilement, que l'estomac présente, surtout chez les sujets de souche neuro-arthritique, une aptitude à la dilatation, à cause de l'atonie du plan musculaire. Donc, éviter tout refroidissement chez l'enfant et lui défendre de boire beaucoup. Enfin les os, à cette époque, ont, dans leur zone d'accroissement, une tendance à la congestion et, chez des sujets prédisposés, la fatigue peut causer des affections inflammatoires, ostéites ou ostéomyélites.

Il est évident que, chez l'enfant, la moindre lésion cardiaque sera une contre-indication formelle, de même la convalescence de toute maladie aiguë, fébrile. Les maladies aiguës, en effet, peuvent laisser de la myocardite, et celle-ci ne se révèle parfois que brusquement, à la suite du surmenage. Ainsi, après une rougeole ou une scarlatine, une promenade à bicyclette a pu déterminer une affection cardiaque. Mendelsohn cite plusieurs faits de ce genre.

En résumé, le cyclisme peut être utile chez l'adolescent, mais le surmenage est redoutable, à cause de l'auto-infection qui en résulte; l'organisme se trouve en état de moindre résistance et les infections les plus graves peuvent éclater. Aussi, chez l'enfant plus que chez l'adulte, faut-il recommander un exercice modéré, bien réglé, ne permettre que de petites courses, à une vitesse raisonnable. Il faut surveiller surtout le cœur et, s'il faiblit, proscrire immédiatement l'usage de la bicyclette.

CHAPITRE IV

INDICATIONS DE L'EXERCICE VÉLOCIPÉDIQUE

D'après ce que nous venons de dire, on pourrait croire que l'exercice vélocipédique n'est permis qu'à l'homme sain. Non, il y a certaines affections qui en retireront un bénéfice certain.

Dans le chapitre précédent, nous nous sommes montré peu partisan du cyclisme dans les affections cardiaques. Nous avons vu, cependant, que des hommes de valeur ont conseillé ce sport dans les maladies du cœur à la période de compensation ; ils ont prétendu qu'un exercice bien compris pouvait donner de l'énergie à la fibre cardiaque.

On voit cité partout ce fait qu'Œrtel a observé de l'amélioration chez deux cardiaques qui faisaient de la bicyclette à son insu. D'autres ont vu des cas où, malgré une lésion cardiaque, le malade s'adonnait à ce sport sans aucune fatigue. Quelques-uns enfin conseillent même cet exercice comme traitement de la dilatation du cœur, disant que le cyclisme est beaucoup plus agréable que la cure d'Œrtel et doit lui être préféré. Nous n'allons certes pas jusqu'à nier que l'exercice vélocipédique ne puisse rendre aucun service dans les maladies du cœur bien compensées, mais malheureusement on ne sait pas à quel moment l'effet utile a atteint sa limite ; et nous avons tout à craindre du surmenage qui se produit si facilement. Une fois de plus, nous recommandons une prudence excessive.

On a cité encore des cas de guérison de dégénérescence graisseuse du cœur après cet exercice. Mais, nous le répétons, il faut faire une distinction. Si la fibre cardiaque est intacte, s'il s'agit simplement de surcharge graisseuse, le cyclisme sera certainement d'une réelle utilité. Mais, s'il y a véritablement dégénérescence du myocarde, tout exercice devra être proscrit.

La chlorose et l'anémie retirent de grands profits de l'exercice vélocipédique. Les souffles anémiques disparaissent, et l'état général s'améliore progressivement. L'appétit renaît, la constipation cède bientôt, les règles se modifient et deviennent régulières, le teint se colore : il y a comme un renouvellement de l'activité de toutes les fonctions organiques. Mais il est évident qu'on défendra la bicyclette si la chlorose dépend d'une néphrite, d'un rétrécissement mitral ou de la tuberculose.

Mendelsohn prétend qu'on a obtenu des résultats favorables dans certaines maladies des voies respiratoires, telles que : catarrhe des sommets, états atélectasiques, atrophie par empyème. Ces résultats seraient dus à la gymnastique pulmonaire, mais il conseille d'être très prudent à cause des hémoptysies qui ont été signalées. Là où la bicyclette peut rendre de réels services, c'est dans la pleurésie sèche, avec adhérences, ou bien à la suite d'une pleurésie fibrineuse ayant laissé des reliquats. Cet exercice est évidemment plus agréable que la méthode suédoise, et il produit les mêmes effets : il dilate la cavité thoracique et facilite l'entrée de l'air dans l'arbre pulmonaire. Cette dilatation du thorax est efficace pour rompre les adhérences pleurales. D'ailleurs, le cycliste absorbe plus d'oxygène que le sujet faisant de la gymnastique suédoise en chambre et c'est là un grand avantage.

Le sport vélocipédique peut également rendre des services dans les tuberculoses atoniques; les prédisposés à la tuberculose pourront en retirer aussi de bons effets. Nous avons vu plus haut l'action favorable que cet exercice produit sur l'appareil respiratoire et circulatoire; l'augmentation du périmètre thoracique, en développant la capacité pulmonaire, et en favorisant l'activité des phénomènes de l'hématose, peut prévenir à tout jamais la tuberculose chez un individu prédisposé. D'ailleurs ce sport réveille l'appétit, le sujet se nourrit mieux, il voit son système musculaire se fortifier : il devient apte à supporter avantageusement la lutte contre le bacille. Et s'il fait alterner les douches, les frictions, le massage, il rendra son corps moins sensible aux refroidissements.

On a cité aussi des cas de bronchite chronique améliorés par cet exercice ; mais il faut être prudent, en raison des motifs exposés au chapitre précédent.

Nous avons également recommandé la prudence aux dyspeptiques ; mais il y une forme où la bicyclette fait merveille, c'est la dyspepsie nerveuse. Au bout de quelques jours, les malades voient leur digestion s'améliorer, l'appétit revenir, les selles se régulariser. Car c'est un des bons effets du cyclisme que de combattre d'une façon efficace la constipation Celle-ci provient, en effet, presque toujours du défaut d'exercice ; la vie sédentaire rend l'intestin paresseux. Or, l'exercice vélocipédique réveille, excite les mouvements péristaltiques de l'intestin et cela par une sorte de massage que produit la contraction des muscles abdominaux à la suite de l'effort. Et cette contraction de la paroi abdominale, en fortifiant les muscles peut combattre l'entéroptose, si disgracieuse, si gênante chez la femme.

Nous savons, en outre, que toutes les sécrétions sont exagérées par l'exercice vélocipédique; les matières fécales peuvent donc être rendues plus fluides par suite d'hypersécrétion du suc intestinal. L'hypersécrétion du suc gastrique rend les digestions plus faciles et plus rapides.

Nous avons vu que, loin de favoriser l'apparition d'hémorrhoïdes, comme on l'a prétendu, la bicyclette peut quelquefois guérir cette affection fort gênante; on peut donc la conseiller sans crainte aux hémorrhoïdaires.

Il n'y a pas bien longtemps on l'interdisait aux hernieux. Or, tout récemment, M. le professeur Lucas-Championnière est venu défendre à l'Académie de médecine une thèse nouvelle suggérée par une observation du Dr Loir de Tunis[1]. Ce dernier propose la vélocipédie comme une méthode de traitement des hernies et M. Lucas-Championnière partage son opinion.

Ces auteurs protestent contre le repos qu'on inflige aux hernieux : on les condamne ainsi à « l'engraissement qui constitue la condition capitale d'accroissement des hernies et la condition la plus redoutable de l'affaiblissement des parois abdominales qui ouvre la voie à toutes les compli-

[1] Dr Lucas-Championnière, *Journal de médecine et de chirurgie pratiques* du 10 février 1899.

çations de la pathologie herniaire ». La toux, la constipation arriveront bientôt. La bicyclette aura pour avantages de faire maigrir les hernieux, en favorisant les phénomènes de la nutrition, et d'améliorer beaucoup la santé des malades. M. Lucas-Championnière recommande cet exercice non seulement pour le traitement des hernies réductibles, peu gênantes, mais encore pour des cas « infiniment graves ».

Il a vu des résultats merveilleux ; il en a tiré aussi un profit sensible chez ses opérés de cure radicale. Aussi préconise-t-il ce sport, mais à condition d'éviter toute fatigue. Il faut, d'après lui, que le hernieux se serve d'une bicyclette basse, dont le siège sera un peu en arrière du pédalier, et il aura un bandage très bien fait et plus puissant que celui qu'il porte ordinairement.

La bicyclette peut encore être recommandée aux malades atteints de lithiase biliaire ; les efforts respiratoires et surtout les mouvements du diaphragme ont pour résultat de faciliter la progression de la bile et des calculs biliaires ; l'exercice brûlera les acides organiques et s'opposera à la formation des calculs. On pourra voir les coliques hépatiques s'amender et la jaunisse rétrocéder. Pour la même raison, nous conseillons la bicyclette aux sujets qui souffrent de coliques néphrétiques.

D'ailleurs, ces individus sont des arthritiques et, chez ces derniers, le cyclisme sera toujours recommandé, ordonné. L'arthritisme, en effet, a pour caractéristique un ralentissement des mutations nutritives ; pour combattre ses diverses modalités, il faudra accélérer la nutrition, activer les échanges. Or, nous avons vu, dans notre rapide étude physiologique, que l'exercice vélocipédique remplit ces conditions; que sous son influence, les mutations cellulaires deviennent plus intenses, que l'urée, les matières azotées, l'acide urique s'accroissent, que les sécrétions sudorales et urinaires sont augmentées, et c'est justement ce qu'on cherche dans le traitement de l'arthritisme.

En premier lieu, l'obésité est une indication principale de cet exercice, car, sous son influence, la graisse est brûlée et disparaît. Pour être brûlée, elle a besoin d'oxygène; et l'apport d'oxygène est favorisé par l'exercice vélocipédique qui accélère la respiration et fait contracter tous nos muscles. Mais il faudra pratiquer ce sport à jeun, car la force et la chaleur doivent se faire aux dépens des tissus et non par l'oxydation des aliments. C'est la vieille théorie d'Hippocrate.

En augmentant la sécrétion urinaire et l'élimination de l'acide urique, l'exercice vélocipédique rendra des services dans la gravelle. Il sera utile dans le traitement de la goutte, mais à condition d'éviter toute fatigue et de régler progressivement cet exercice.

Nous en dirons autant du diabète; dans cette maladie, en effet, il y a excès de recettes et absence de dépenses, il y a plus ou moins d'obésité. Aussi faut-il réveiller l'activité musculaire qui favorise l'absorption de l'oxygène par l'organisme et rend les combustions plus actives. Et quel exercice, mieux que le cyclisme, peut remplir ces conditions? Mais il faut éviter le surmenage pour ne pas s'exposer au coma.

Faites donc faire de la bicyclette aux arthritiques, les mouvements, la sudation leur sont très utiles. Mais, de suite après l'exercice, il faut pratiquer sur tout le corps des frictions énergiques, du massage; on n'oubliera pas non plus les grands bains que l'on donnera suivant les prescriptions du médecin. Il est évident que ce traitement tout hygiénique n'exclut pas les autres, et qu'avant tout, le malade doit se soumettre au régime qui lui sera ordonné.

Nous avons vu, dans le chapitre précédent, qu'un malade atteint de rhumatisme articulaire aigu devait attendre sa complète guérison avant de remonter à bicyclette : quand la fluxion aura disparu, cet exercice lui sera recommandé. On le conseillera aussi dans le rhumatisme chronique. La sudation sera d'un effet utile, puis le travail des membres inférieurs aidera au rétablissement de leurs fonctions, il facilitera le jeu des articulations et pourra provoquer la rupture des brides qui empêchent leurs mouvements. Le cyclisme peut donc remplacer avantageusement le massage. Pour la même raison, on le conseillera aux goutteux qui ont les articulations raides. On le recommandera dans les cas d'arthrites consécutives à l'immobilisation dans un appareil, à la suite d'une fracture ou d'une luxation du membre inférieur, par exemple. Nous le conseillons à ceux dont les membres inférieurs sont amaigris et se refusent à l'exercice.

Hammond a vu des cas de guérison par la bicyclette dans des névrites alcooliques, dans des paralysies hystériques avec contractures. En pareil cas, on pourra donc conseiller l'exercice vélocipédique.

C'est surtout dans l'hystérie et dans la neurasthénie qu'on obtiendra des résultats merveilleux, car le cyclisme produit une détente du systéme nerveux, c'est un sport des plus agréables et la distraction qu'il procure modifiera les idées de ces malades. Ce sont surtout les sujets atteints de neurasthénie bénigne, ceux dont la maladie a été provoquée par des fatigues excessives, par le surmenage cérébral, par des chagrins, par des affections aiguës, qui verront leurs symptômes s'amender et la guérison arriver. Ces malades ne font pas partie, à proprement parler, de la grande famille névropathique : à ceux-là, il faudra ordonner la bicyclette. Mais il faut condamner au repos les neurasthéniques déprimés, ceux qui ont de l'asthénie neuro-musculaire prononcée, ceux qui ont des troubles dyspeptiques graves, car la fatigue diminuerait encore la résistance déjà si ébranlée de leur système nerveux. Cette distinction a été nettement établie par Charcot et elle est d'autant plus importante que, chez certains nerveux prédisposés, il se développe à la suite de cet exercice un état mental particulier, un état inconscient d'automatisme, bien décrit par Tissié, pouvant aboutir à la folie. Mais disons tout de suite que ces accidents, assez rares, ne surviennent qu'à la suite d'excès ridicules, d'une course de plusieurs jours, comme celle de Paris-Bordeaux.

Nous avons vu précédemment qu'au point de vue des affections gynécologiques les avis des auteurs sont partagés. Si ces affections sont légères, les médecins américains admettent que l'exercice est favorable et que la congestion produite dans le bassin peut faciliter la résorption des exsudats. Certains prescrivent la bicyclette en cas d'endométrite catarrhale, de périmétrite et de salpingo-ovarite. On aurait vu des antéflexions, des prolapsus être heureusement influencés, des hypertrophies ovariennes s'amender. Les névralgies utérines ou ovariques céderaient à la suite d'un exercice modéré. En cas de dysménorrhée nerveuse, la bicyclette rendra certainement des services, ainsi que dans l'aménorrhée chlorotique.

Le Gendre a vu des femmes dont les règles étaient très abondantes avoir une diminution du flux menstruel par l'usage de la bicyclette. Leriche (de Nice) a vu également une malade, sujette aux ménorragies, s'en débarrasser par l'exercice vélocipédique, mais il a constaté aussi de graves accidents d'hémorragie provoqués par l'abus de la bicyclette chez une malade souffrant d'une métrite et d'une salpingite chronique.

Ceci nous prouve qu'il ne faut pas conclure du particulier au général et que c'est au médecin à se prononcer sur tel ou tel cas. Nous pensons, avec le Dr Lutaud, que le cyclisme modéré est de nature à favoriser le fonctionnement régulier de l'appareil utéro-ovarien. Et ce n'est pas tout. Ce sport si agréable aura encore pour effet de faire disparaître, chez beaucoup de femmes, un embonpoint gênant, de faciliter les digestions, de faire cesser la constipation, de combattre le nervosisme en donnant libre essor à l'activité féminine, mais il faut que cet exercice soit pratiqué progressivement, sans brusquerie, sans fatigue.

OBSERVATIONS

Observation I (inédite).

Cas d'hystérie, avec constipation et dysménorrhée, guéri par l'exercice vélocipédique.

Mme X..., vingt-huit ans, Lyon. Père mort de cancer stomacal, mère vivante et bien portante, mais très nerveuse.

Réglée à quatorze ans, règles toujours irrégulières et douloureuses.

Mariée à vingt ans, pas d'enfant ni de fausse couche.

A toujours été constipée, usant beaucoup de lavements et de purgations.

A quinze ans, éprouva un grand chagrin à la suite de la mort de sa sœur. Crises d'hystérie assez fréquentes à partir de ce moment. Nuits agitées avec cauchemars, soubresauts. Tendance à l'hypochondrie. Prit beaucoup de bromure, mais sans résultat.

Il y a deux ans, elle et son mari s'adonnèrent à l'exercice vélocipédique. Les troubles nerveux s'améliorèrent d'une façon notable : le caractère devint moins irritable, moins chagrin. Les nuits furent meilleures et, depuis cette époque, les crises hystériques s'espacèrent et disparurent complètement, en même temps les selles devinrent plus régulières, les règles ne sont plus douloureuses.

Aujourd'hui, la jeune femme est dans un état de santé florissant et continue avec enthousiasme l'exercice vélocipédique.

Observation II (inédite).

Dyspepsie et migraines améliorées par l'exercice vélocipédique.

Mme V..., trente ans. Père mort de maladie de Parkinson, mère morte de pneumonie. Depuis longtemps se plaint de migraines, digestions mauvaises avec quelquefois des vomissements, surtout au moment des accès de migraine. Constipation.

Fait de la bicyclette depuis trois ans. Les accès de migraine sont plus espacés et moins violents, les digestions se font mieux et la constipation est moins accusée.

Observation III (inédite).

Bons effets du cyclisme chez un rhumatisant.

M. X..., vingt-cinq ans, Lyon. Père mort à soixante dix-huit ans, mère vivante, mais vieille rhumatisante.

Attaque de rhumatisme articulaire aigu pendant son année de service, pleurésie sèche un an après. A eu, jusqu'à l'année dernière, les articulations rouillées, douloureuses, surtout par les temps humides.

A cette époque, s'adonna au sport vélocipédique, et depuis ne se ressent plus de son rhumatisme.

Ses articulations sont redevenues libres, à l'état normal. A engraissé de 5 kilogrammes.

Observation IV

(Résumé d'une lettre extraite de l'ouvrage de Tissié).

Effets merveilleux du cyclisme chez un prédisposé à la tuberculose.

M. H... est le huitième enfant d'une famille d'ouvriers de onze enfants ; trois sont morts de maladie de poitrine après l'âge de vingt ans. Lui-même est resté faible jusqu'à dix-huit ans ; insomnies, sueurs nocturnes, s'enrhumant facilement. A partir de dix-neuf ans, s'adonna au cyclisme, et plus tard, entra dans le commerce vélocipédique. A cette époque, sa taille était de 1^m68, le périmètre thoracique était de 80 centimètres.

Aujourd'hui, la santé est devenue florissante, le sommeil excellent, beaucoup d'appétit; il n'a pas engraissé, mais la taille est de 1^m70 et le périmètre thoracique est de 91 centimètres. Il est devenu très vigoureux, résiste à toutes les imtempéries sans s'enrhumer, bien qu'il habite un pays très froid. Il prétend que le vélocipède lui a « sauvé la vie ».

Depuis, il a pris part à beaucoup de courses de vitesse et de fond, variant de 100 à 600 kilomètres, telles que celles de Paris-Bordeaux et Paris-Dieppe.

OBSERVATION V (Tissié).

Guérison d'une arthrite coxo-fémorale très probablement d'origine hystérique.

Mme X souffrait d'une arthrite coxo-fémorale qui tournait à l'ankylose. Elle avait pris des bains de vapeur, elle avait essayé du massage et appliqué des pointes de feu toutes les semaines, pendant sept mois, sans qu'aucune amélioration se produisît. Elle monta alors à bicyclette contre l'avis de son médecin et de toute sa famille, elle fit de petites promenades de 25 kilomètres, sans jamais arriver à la fatigue et bientôt elle se vit débarrassée *radicalement (sic)* de l'arthrite qui la faisait tant souffrir ; elle s'était servie d'une bicyclette pneumatique.

Cette arthrite devait être provoquée par une maladie de la nutrition (arthritisme, herpétisme, hystérie latente, etc.).

OBSERVATION VI

(Résumé de l'Observation du Dr Loir de l'Institut Pasteur de Tunis. *(Journal de médecine et de chirurgie pratiques*, du 10 février 1899.)

Guérison de hernie par la bicyclette.

Il s'agit d'un sujet chez lequel une hernie inguinale, datant de quatre ans, fut soumise sans succès à divers bandages. En définitive, le sujet porta des bandages médiocres. Il fit un essai de bicyclette en 1897, sur une machine élevée et sa hernie fila sous le bandage ; il renonça. En 1898, il essaya de monter sur une bicyclette basse et prit même une bicyclette de dame pour monter sans aucun effort.

Peu à peu, la hernie sortit moins facilement. Au bout de trois mois, elle ne sortait plus. Après quatre mois, sa hernie paraissait guérie, le ventre a maigri et la paroi paraît plus solide.

L'auteur conclut de là que la hernie est guérie et que c'est l'usage de la bicyclette qui a provoqué cette guérison. Il l'a conseillée depuis à un autre hernieux et cela avec succès.

Observation VII *(ibidem).*

Amélioration d'une double hernie irréductible.

Il s'agit d'un sujet, observé par Lucas-Championnière, chez lequel la vie était réellement menacée par deux hernies irréductibles, l'état général détestable. Toute intervention opératoire devait être écartée.

Une année plus tard, à la suite de l'application régulière d'un régime, après l'usage d'un vélocipède fixe tournant sur place, puis d'un tricycle avec course quotidienne de 10 kilomètres, le sujet était métamorphosé. Ses hernies étaient devenues très tolérables. Il supportait un bandage double gardant ses hernies bien réduites, et il avait pu reprendre une vie d'une activité considérable.

Observation VIII

(*Médecine moderne*, 9 décembre 1896.)

Insuffisance aortique par rupture valvulaire chez un bicycliste.

Malade présenté par M. P. Launois à la Société médicale des hôpitaux de Paris.

Homme, âgé de trente-huit ans, très musclé, très vigoureux, fournissant des courses considérables à bicyclette ; il entendit, vers la fin du mois de décembre 1895, en se promenant, un bruit particulier qui lui sembla occasionné par les battements de son cœur contre les vêtements. Il n'éprouva, du reste, aucune maladie ni aucune douleur.

Depuis cinq à six mois, épistaxis peu abondantes, se répétant par la narine gauche et durant trois ou quatre jours, pour lesquelles il vient consulter à l'hôpital Beaujon. On observe les signes classiques d'une insuffisance aortique ; souffle diastolique à timbre musical aigu, dû, sans doute, à une vibration des lambeaux d'une des valves de l'aorte. L'insuffisance est donc occasionnée par une déchirure ou une rupture d'une des valves aortiques.

Ne trouvant aucune cause ayant pu préparer cette rupture, M. Launois pense qu'il faut incriminer le surmenage. L'altération valvulaire a dû se faire progressivement. Quant à l'absence de toute manifestation symptomatique, elle est expliquée par l'excellent état du muscle cardiaque.

Observation IX

(Médecine moderne, du 16 juin 1897*).*

Fièvre de surmenage, causée par la bicyclette.

Malade, présenté par M. Mathieu, à la Société médicale des hôpitaux de Paris.

Jeune homme de vingt ans. Après une course de vingt-neuf heures sur piste, il fut atteint, aussitôt après être descendu de machine, d'accidents d'une extrême gravité : malaise, céphalée, faiblesse, étourdissements, vertiges, tendance à la syncope. La nuit suivante, dyspnée, palpitations, hémoptysie (un verre de sang).

A son entrée, le lendemain, à l'hôpital, état rappelant par certains côtés celui d'un typhique ; température de 40 degrés, délire, carphologie, hypertrophie de la rate, etc. La fièvre dura huit jours et tomba brusquement, comme s'il s'était agi d'une pneumonie ; l'examen du thorax n'avait révélé pourtant rien d'anormal.

Pendant cette période aiguë et pendant la convalescence qui suivit, il y eut de l'albumine dans les urines (2 gr. 50 par jour). Mais, comme le malade avait eu dans son enfance la scarlatine, il est possible que l'albuminurie fût constante chez lui, et que le surmenage n'ait fait qu'exagérer cette albuminurie préexistante.

Ce cas n'en reste pas moins un exemple d'auto-intoxication très nette, dépendant manifestement d'une course exagérée à bicyclette.

Observation X

Un cas de mort subite chez un cycliste.

M.... employé, demeurant à Lyon, prenait part, l'an dernier, à une course vélocipédique. A une centaine de kilomètres de Lyon, un malaise subit l'obligea à descendre de machine. Il se rendit avec peine dans un café voisin et s'affaissa sur un siège, perdant complètement connaissance. On s'empressa de lui prodiguer des soins, hélas! bien inutiles. M... succomba presque aussitôt.

Le médecin, appelé près de lui, attribua le décès aux suites d'une congestion pulmonaire.

Malheureusement, l'autopsie n'a pas été pratiquée : elle eût été, nous n'en doutons pas, extrêmement intéressante.

CONCLUSIONS

I. Le cyclisme est un sport précieux, plus que les autres, car il fait travailler tous nos muscles qui se développent et s'hypertrophient ; de plus, il facilite le jeu des articulations. La circulation est activée, le nombre des respirations est augmenté, le périmètre thoracique est agrandi, l'appétit est meilleur, les digestions sont plus rapides, la constipation disparaît, les sécrétions sont accrues. Cet exercice produit une accélération de la désassimilation et une exagération de l'assimilation : c'est un sédatif puissant de l'excitabilité nerveuse.

II. Parmi les *accidents* qui ont été reprochés à l'exercice vélocipédique, il faut surtout retenir les accidents cardiaques ; aussi faut-il éviter soigneusement le surmenage et s'arrêter dès que l'essoufflement est prononcé. Rappelons les accidents portant sur les articulations, sur les organes génito-urinaires, les maladies des yeux, etc., etc.

III. Les *contre-indications* sont : les maladies aiguës en général, les anévrismes, l'artério-sclérose. Proscrire absolument cet exercice dans les maladies du cœur mal compensées, dans les affections des voies pulmonaires, en général, dans les néphrites, dans la blennorragie, l'orchite, l'hypertrophie prostatique, les pertes séminales, etc. Chez la femme, les contre-indications seront : toute hémorragie, en général, la grossesse, les affections utéro-annexielles à répétition, etc. Chez l'enfant, attendre au moins l'âge de treize ans.

IV. Les *indications* seront : le cœur gras, si le myocarde est intact, la chlorose, l'anémie, la pleurésie sèche, avec adhérences, la tuberculose atonique. On ordonnera cet exercice aux prédisposés à la tuberculose, dans la dyspepsie nerveuse, pour combattre la constipation. Lucas-Championnière le recommande dans les hernies. Il est indiqué dans toutes les modalités de l'arthritisme, dans l'hystérie, la neurasthénie. Chez la femme, il sera recommandé dans les névralgies utérines ou ovariques, dans les cas de dysménorrhée, d'aménorrhée chlorotique, etc., etc.

BIBLIOTHÈQUE NATIONALE R.F. IMPRIMÉS

TABLE

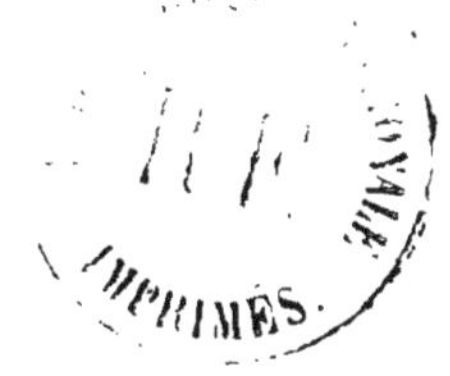

Lyon. — Imp. A. Rey, 4, rue Gentil. — 20557.

www.ingramcontent.com/pod-product-compliance
Ingram Content Group UK Ltd.
Pitfield, Milton Keynes, MK11 3LW, UK
UKHW020426230726
13925UKWH00004B/1622